人畜共患病防控系列丛书

你问我答话狂犬病

中国动物疫病预防控制中心 组织编写

化学工业出版社

·北京·

内容简介

狂犬病是由狂犬病病毒引起的一种人畜共患传染病，几乎所有温血动物都易感，病死率达100%，我国将其列为二类动物疫病。本书共包含80个问题，采用一问一答的形式就狂犬病的基本知识、危害、预防措施、人员防护、健康养犬进行了介绍。本书图文并茂，内容贴近生活，适合大众阅读，实为大众了解狂犬病、预防狂犬病的知识读本。

图书在版编目（CIP）数据

你问我答话狂犬病/中国动物疫病预防控制中心组织编写．—北京：化学工业出版社，2021.10（2023.9重印）
（人畜共患病防控系列丛书）
ISBN 978-7-122-39645-7

Ⅰ.①你… Ⅱ.①中… Ⅲ.①狂犬病-防治-问题解答 Ⅳ.①R512.99-44

中国版本图书馆CIP数据核字（2021）第155628号

责任编辑：刘志茹 邱飞婵　　装帧设计：关 飞
责任校对：杜杏然

出版发行：化学工业出版社
（北京市东城区青年湖南街13号 邮政编码100011）
印 装：中煤（北京）印务有限公司
710mm×1000mm 1/32 印张$2^1/_4$ 字数36千字
2023年9月北京第1版第5次印刷

购书咨询：010-64518888
售后服务：010-64518899
网 址：http：//www.cip.com.cn
凡购买本书，如有缺损质量问题，本社销售中心负责调换。

定 价：19.80元　　

《人畜共患病防控系列丛书》编委会

主　　任： 陈伟生

副 主 任： 沙玉圣　辛盛鹏　杨　林　林典生

委　　员：（以姓名笔画为序）

马世春　王九峰　王晓钧　刘金明　吴清民

张　昱　张壮志　范伟兴　林湛椰　索　勋

郭　鑫　郭学军　涂长春　黄　涛　寇占英

颜起斌

《你问我答话狂犬病》编写人员

主　　编： 寇占英　马继红

副 主 编： 池丽娟　冯　烨　姚　强

编写人员：（以姓名笔画为序）

马继红　王瑞红　冯　烨　冯华超　刘　艳

刘婷芳　池丽娟　许炜迪　孙　盛　张存瑞

郑美丽　赵梓含　姚　强　涂忠忠　寇占英

审稿人员： 涂长春　扈荣良

目录

第一部分　概述

第二部分　狂犬病的预防措施

第三部分 人员防护

第四部分　健康养犬

第一部分

概 述

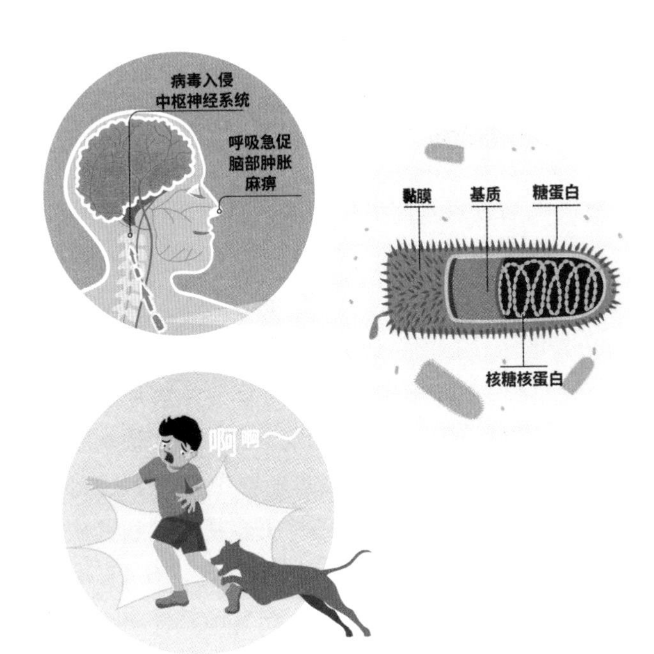

1. 什么是狂犬病？

狂犬病（Rabies）是由狂犬病病毒引起的一种几乎所有温血动物都易感的人畜共患传染病，我国将其列为二类动物疫病。狂犬病又称恐水症、疯狗病，是迄今为止人类病死率最高的传染病，一旦发病，病死率达100%。病毒随唾液排出，经咬伤、抓伤皮肤或舔舐黏膜侵入机体而引发感染，临床表现为特有的恐水、怕风、咽肌痉挛、进行性瘫痪等。狂犬病病毒可以感染所有的哺乳动物，全球99%以上的人间狂犬病病例是由患病犬咬伤、舔舐所致。

2. 狂犬病病毒在外界环境中的存活力怎样？

狂犬病病毒对温度抵抗力低，常温条件下，狂犬病病毒仅保持活性3～7天。病毒悬液56℃加热30分钟即可灭活，煮沸2分钟病毒死亡。1%甲醛、3%甲酚皂溶液15分钟即可使狂犬病病毒灭活。对酸、碱、苯扎溴铵（新洁尔灭）、福尔马林等消毒剂敏感；紫外线、超声波、70%酒精、0.01%碘液和1%～2%的肥皂水等亦能使病毒灭活。在pH7.2～8.0的环境中狂犬病病毒的活性相对较为稳定，而在酸性条件下容易引起狂犬病病毒失活。在冷冻或冻干状态下可长期保存，在4℃冷藏条件下可在脑组织中存活几个月，在50%甘油中可保持活力1年以上，在-70℃条件下可长期保存。

3. 狂犬病的流行特点是什么?

一是我国人间狂犬病的主要传染源是犬，在所有病例中由犬引起的占95%，猫引起的占4%左右，野生动物引起的不到3%。二是在感染人群上，农村养犬较普遍，且狂犬病防范意识较薄弱，因此，狂犬病主要流行于农村地区，农村人口发病占总病例的50%～70%，远远高于其他人群。三是男性发病人数是女性的1～2.5倍，青少年及儿童发病多于成年，这可能是由于男性接触带毒动物的机会高于女性，青少年及儿童天性好动，又缺少自我保护能力，暴露于狂犬病病毒感染动物的机会较多。四是狂犬病全年均有流行，春、秋两季狂犬病患者比夏、冬季略多一些，可能与春、秋户外活动增多有关。五是狂犬病发生与犬和人口密度密切相关，南方发病多于北方。

4. 狂犬病在全球的流行状况如何?

目前，全球2/3的国家或地区存在狂犬病发病和流行。全球大约每10分钟就有1个人死于狂犬病，每年死亡人数约为60000，超过80%的死亡发生在农村地区，多数为发展中国家的儿童。亚洲和非洲是全球狂犬病流行最为严重的地区，每年死亡人数占全球死亡人数的95%以上。全球共有30个国家和地区从未发生过狂犬病，如新西兰、冰岛等；有41个国家和地区消灭了犬或野生动物传播的人间狂犬病，如欧洲的挪威、瑞典、丹麦、英国、德国和芬兰，亚洲的日本、新加坡和韩国等国家，以及我国港澳台地区；美国自20世纪60年代起每年的狂犬病人数都控制在3例以下，在北美和欧洲，人狂犬病多为输入病例或在异地感染后入境发病。印度仍然是全球狂犬病流行最为严重的国家。

5. 目前狂犬病在我国流行形势如何？

我国狂犬病主要发生在长江以南地区，绝大多数人间狂犬病病例发生在农村，而且疫情有地区聚集性。新中国成立后我国狂犬病先后出现了3次流行高峰，最近一次出现在21世纪初期，年报告发病数由2000年的505例增加到2007年最高峰的3300例。2008年起狂犬病报告病例数开始下降，2019年全国发病人数降至293例，但仍属于全球狂犬病高发国家。

病例呈现“三多”的特征：一是农村地区病例较多，农民一般占病例总数的50% ～ 70%；二是男性病例较多，约为女性的1 ～ 2.5倍；三是15岁以下儿童和40岁以上人群发病较多。从地域分布上，我国所有省份均报告过狂犬病病例，其中南方、东部和中部省份为狂犬病的高发地区，尤其是广东、广西、贵州、湖南。近几年狂犬病呈现由南向北、由高发省份向低发地区蔓延的趋势，辽宁、吉林、黑龙江等狂犬病低发区的报告病例数有上升态势，甘肃、青海、宁夏、新疆、西藏等极低发区的省份逐渐突破零病例，甚至出现病例数增加的现象。整体来说，我国发病人数虽然明显降低，但发生狂犬病的乡镇数明显增加。

6. 狂犬病的传染源是什么？

犬是狂犬病的主要传染源，野生动物如狐狸、鼬獾、貉、狼、浣熊和蝙蝠等是狂犬病的自然储存宿主，患病犬和野生动物可引起猪、马、牛、羊、骆驼等家畜感染狂犬病病毒而发病死亡。在我国南部和中部地区，犬是人和家畜狂犬病的主要传染源。近年来，在新疆和内蒙古，野生狐狸逐渐成为家畜狂犬病的主要传染源。在非洲、欧洲和部分亚洲国家，除犬以外，豺、狼、狐狸等野生动物均是主要传染源；在美洲，野生动物浣熊、臭鼬和蝙蝠等是狂犬病的主要传染源；在格陵兰岛和北极地区，北极狐是狂犬病的主要储存宿主。

7. 狂犬病的传播途径有哪些？

狂犬病最常见的传播途径是患病动物的咬伤、抓伤、舔舐伤口或者黏膜。因为狂犬病病毒主要存在于感染动物的唾液中，咬伤是最主要的传播途径。如果有些动物经常舔自己的爪子，爪子也可能会沾染病毒，所以也常有被抓伤感染的病例。通过器官移植传播狂犬病的途径较为罕见，但在中国、美国、德国也均有通过器官移植引起狂犬病的个案报道出现。极特殊条件下，蝙蝠群居洞穴中的高浓度狂犬病病毒气溶胶也可传播。

8. 狂犬病有哪些危害?

狂犬病给人民健康和经济社会发展带来严重危害。一是发病死亡率高。近5年，狂犬病报告死亡人数始终处于各类传染病报告死亡人数的前三位。狂犬病及其导致的死亡已成为我国最为严重的公共卫生问题之一。二是处理费用高，增加家庭经济负担。目前我国人用狂犬病疫苗全程接种约需250元（国产疫苗）至1200元（进口疫苗），被动免疫制剂注射约需300元（抗血清）至1200元（抗狂犬病免疫球蛋白）。对经济条件普遍较差的农村居民来说，这是不小的经济负担。三是占用大量的社会卫生资源。近年来，每年人用狂犬病疫苗使用量为1200万～1500万人份，年直接费用为35亿～50亿元。四是不利于社会和谐发展。人感染发病后处于癫狂状态，表情极度惊恐，最后呼吸和心脏衰竭死亡。狂犬病疫情常导致群众出现较大的情绪波动和一定的社会恐慌。

9. 狂犬病的易感动物有哪些?

自然界中主要的易感动物是犬科动物，几乎所有温血动物都对狂犬病病毒易感，禽类感染却很少见，鱼类、昆虫、龟和蛇等不感染和传播狂犬病病毒。狂犬病病毒的自然储存宿主包括食肉目动物和翼手目动物，如

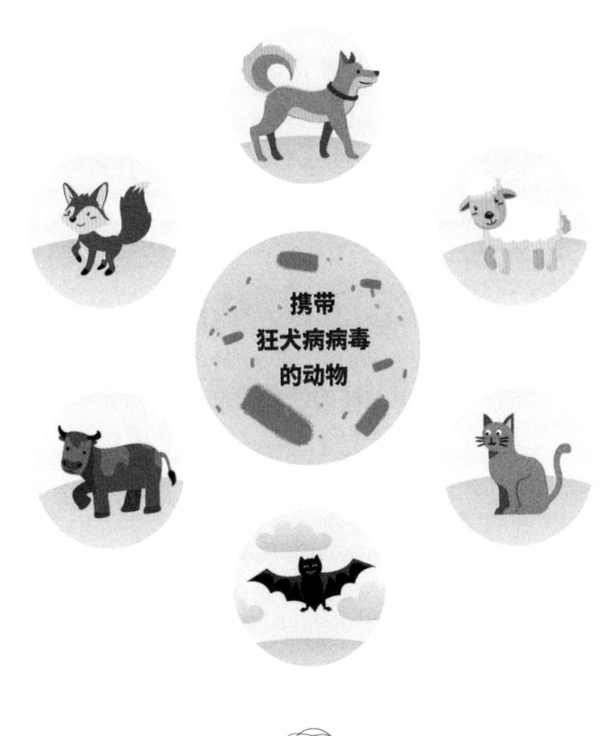

狐狸、狼、蝙蝠等均可感染狂犬病病毒成为传染源，进而感染猪、牛、羊和马等家畜。

10.狂犬病的潜伏期有多长?

潜伏期是动物感染狂犬病病毒到发病之前的时期，不同动物狂犬病的潜伏期长短不一，从10天到数月或1年以上。犬、猫、狼、羊及猪平均为20～60天，牛、马为30～90天。人狂犬病的潜伏期长短也不一致，大多数为3～8周，受咬伤部位影响较大。据国内对1124例患者统计，咬伤部位在头面部者，其潜伏期为33天，上肢为52.4天，躯干部为67.3天，下肢为81.8天。世界卫生组织所记录到的人类最长潜伏期为6年。

11.狂犬病可以治疗吗?

狂犬病不能治疗。目前还没有可以治疗狂犬病的有效药物，人一旦感染狂犬病病毒，死亡率达100%。

12.人感染狂犬病有哪些典型症状?

狂犬病患者在临床上可表现为狂躁型（占约2/3）或麻痹型。由犬传播的狂犬病一般表现为狂躁型，而蝙蝠传播的狂犬病一般表现为麻痹型。

（1）狂躁型

病理损伤主要在脑干、颈神经或更高部位的中枢神经系统。病程进展迅速而凶险。狂躁型患者以意识模糊、恐惧痉挛，以及自主神经功能障碍为主要特点。临床经过分为前驱期、兴奋期和麻痹期。

① 前驱期：患者出现临床症状的早期，通常以不适、厌食、疲劳、头痛和发热等不典型症状开始，超过一半的患者会在原暴露部位出现特异性神经性疼痛或感觉异常（如痒、麻及蚁行感等），可能是由于病毒在背根神经节复制或神经炎所致。此时期还可能出现无端的恐惧、焦虑、激动、易怒、神经过敏、失眠或抑郁等症状。

② 兴奋期：患者逐渐进入高度兴奋状态，表情极其恐怖、烦躁不安。由于迷走神经核、舌咽神经核及舌下神经核受损，引起呼吸肌、吞咽肌痉挛，而出现恐水、怕风、吞咽困难、呼吸困难等。恐水是绝大多数狂躁型狂犬病特有症状之一。

③ 麻痹期：指的是患者在急性神经症状期过后，逐渐进入安静状态的时期，此时痉挛停止，患者渐趋安静，出现弛缓性瘫痪，尤以肢体软瘫最为多见。麻痹可能是对称性或非对称性的，以被咬肢体侧更为严重；或者呈上升性。眼肌、颜面部肌肉及咀嚼肌也可受累，表现为斜视、眼球运动失调、下颌下坠、口不能闭、面部缺少表情等。进而患者的呼吸渐趋微弱或不规则、血

压下降、反射消失、瞳孔散大。临终前患者多进入昏迷状态，呼吸骤停一般在昏迷后不久即发生。本期持续6～18小时。

（2）麻痹型

病理损害主要在脊髓和延髓，而不涉及脑干或更高部位的中枢神经系统。麻痹型患者意识清楚，临床表现

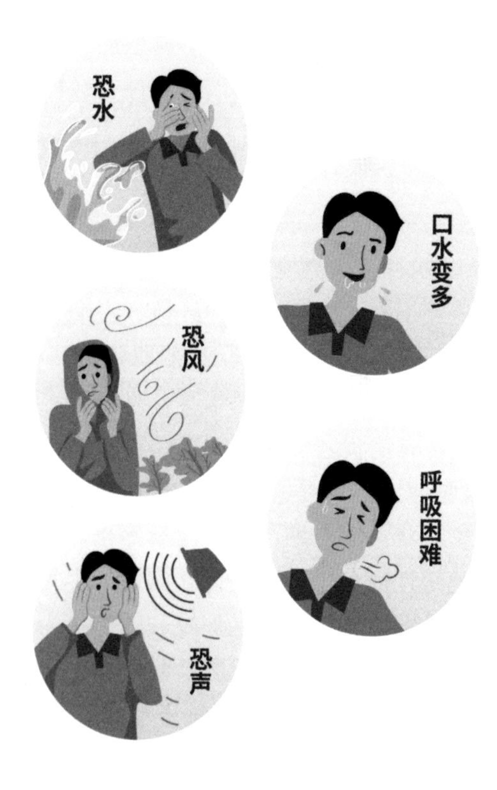

可分为潜伏期、前驱期、急性神经症状期（兴奋期）、麻痹期、昏迷和死亡几个连续不易分割的阶段。前驱期多为高热、头痛、呕吐及咬伤处疼痛等，无兴奋期和恐水症状，亦无咽喉痉挛，无吞咽困难等表现。前驱期后即出现四肢无力、麻痹症状，麻痹多始自肢体被咬处，然后呈放射状向四周蔓延。

狂犬病的整个自然病程一般不超过一周。死因通常为咽肌痉挛而窒息或呼吸循环衰竭。

13. 犬、猫狂犬病有哪些常见症状?

犬、猫狂犬病的常见症状如下。

（1）犬狂犬病

① 狂躁型。分为三期。驱期：主要表现是性情明显改变，如忧虑或害怕，伴有神经过敏。有的病犬表现出对主人异常友好，摇尾乞怜，但在轻微的刺激下也会咬人，主动攻击生人；有的离群独处，不与其他动物待在一起，对主人变得无感情，有的出现异食癖，如吃土、咬草、咬木头等。兴奋期：表现为坐立不安，跑来跑去，吠叫无常，此时已不能辨认生人和熟人，而表现出攻击人的疯狂状态，很多人就是在这时被咬伤发病的。麻痹期：病犬耷拉着尾巴，或尾巴夹在两腿之间，嘴巴不能闭合，顺嘴流口水，吞咽困难，想喝水而不敢喝，

走起路来摇摇晃晃，全身被毛竖起。进入晚期，病犬呼吸困难，全身衰竭而死。

② 麻痹型。病犬表现得很安静，可能不攻击人或被抚摸时攻击人，并且不喜欢吃东西，大量流口水，开始表现为轻度瘫痪，最后死亡。

（2）猫狂犬病

多表现为狂躁型。前驱期通常不到1天，兴奋期通常持续1～4天，病猫喜隐于暗处，并发出凄厉的叫声，继而狂躁，凶猛地攻击人畜。因其行动迅速，不易被人注意，又喜欢攻击头部，因此比犬的危险性更大。麻痹期通常持续1～4天，最后惊厥、昏迷而死。约25%的病猫表现为麻痹型，在发病后数小时或1～2天内死亡。

14.其他家养动物患狂犬病后有什么临床表现?

除犬和猫外，猪、牛、马、羊、骡、驴等家畜和鸡、鸭、鹅等家禽都可感染狂犬病病毒。动物患狂犬病后一般会狂躁不安。

猪：最初呈现应激性增高的现象，病猪拱地，摩擦被咬部位，继则狂暴而有攻击性，咬伤人畜，最后麻痹，并于2～4天死亡。

牛：病程早期易怒、出现明显主动攻击性，攻击其他牛、人、篱笆桩等，异食癖、打哈欠、磨牙、流涎、发出嘶哑吼声，体温升高。公牛性兴奋性增强。中期厌食、步态摇摆、拖蹄、里急后重、腹泻、尿频、尾巴麻痹，后期逐渐侧位卧倒、昏迷。

羊：表现不安、用蹄刨地、高声吼叫，并啃咬周围物体，磨牙、流涎，出现主动攻击性，攻击其他羊、人、篱笆桩等，不断咩咩叫。最后出现麻痹症状，并于3～6天内死亡。

骆驼：早期不合群、与其他骆驼保持距离，磨牙、流涎、发出嘶哑吼声，大量流汗，从双峰、全身的毛尖上往外流汗，似水洗样。咽麻痹后吞咽困难。出现主动攻击性，攻击其他骆驼、人等。中期四处游荡或漫无目的蹒跚而行，里急后重，腹泻、尿频。无目标地奔跑，累了趴一会又开始跑，直至后期躺在地上不断踢腿，昏迷衰竭死亡。

马：病初啃咬或摩擦被咬伤的部位。病马易于惊恐，双眼呆滞，瞳孔放大，继而四处游荡或漫无目的蹒跚而行，步态摇摆。在短期狂躁后发生进行性麻痹，由口鼻中反流出食物和液体，最后后肢强直，呈现不完全麻痹而死。

成年的家禽对狂犬病病毒有较强的抵抗力，但偶见自然发病病例。病禽羽毛逆立，乱走乱飞，且可能啄（抓）其他禽类和人畜，最后麻痹，并于2～3天死亡。

15. 野生动物也能患狂犬病吗?

狂犬病病毒能感染几乎所有温血动物，包括野生动物，目前在狐狸、狼、蝙蝠、臭鼬、浣熊、貉等多种野生动物中都发现了狂犬病病毒，并且在其种群中形成了独立的传播圈。我国新疆和内蒙古发生过多起野生狐狸狂犬病疫情，并造成家畜感染死亡，辽宁出现过患狂犬病蝙蝠伤人事件。

16. 被外观健康的犬、猫咬伤抓伤后也能患狂犬病吗?

被真正健康的犬、猫咬伤抓伤是不会患狂犬病的，被接种狂犬病疫苗成功的犬、猫咬伤抓伤也不会患狂犬病。在没有狂犬病流行的国家和地区，被犬、猫咬伤或抓伤后是不会患狂犬病的，但在狂犬病流行的国家和地区值得警惕。犬、猫等狂犬病病毒易感动物在潜伏期时可能存在排毒的情况，即外表健康，看不出任何症状，却携带狂犬病病毒。在狂犬病流行的国家和地区，如果被外表健康犬、猫咬伤后，首先要尽快进行暴露后的免疫接种，然后根据世界动物卫生组织（OIE）的“十日观察法”密切观察肇事动物，如动物在伤人后十日内发病死亡，则伤者存在感染风险，需完成狂犬病疫苗全程注射；如动物在伤人后十日内并无异常，则伤者不需继续接种疫苗。如果被自己家养的宠物犬、猫咬伤或抓伤，宠物每年都接种狂犬病疫苗的，可以不用接种狂犬病疫苗。

17.被犬、猫舔一下能患狂犬病吗?

有感染性的狂犬病病毒接触了皮肤破损处或者人体黏膜就有可能传染给人。因此在狂犬病流行的国家和地区与犬、猫接触时要加强防范意识，有伤口的地方或者黏膜尽量不要被犬、猫舔舐。被自家的且免疫过的宠物犬、猫舔舐无感染风险，被来路不明的犬、猫舔到伤口或者黏膜，要及时接种狂犬病疫苗。

18.被蝙蝠咬（抓）伤后会患狂犬病吗?

虽然蝙蝠给人传染狂犬病的概率很小，但是被蝙蝠咬（抓）伤后传染狂犬病的可能性是存在的，因为蝙蝠可能携带狂犬病病毒，国内外均有报道。蝙蝠一般不会主动攻击人类，但是被咬伤或抓伤后，伤口一般很小，不易被察觉，此时一定要进行暴露后预防。如果没有直接接触，则不需要担心患病。

19.疑似狂犬病动物的肉能吃吗?

狂犬病病毒对热敏感，紫外线、高温、酒精都可以杀灭它。一般来说，我们吃的肉都是经过高温处理过的熟肉，病毒已被杀死。但是患病的动物在宰杀、剥皮或刀切过程中，可能会刺伤手或使干裂的手感染，而导致狂犬病发生。如果在烹饪时没有将肉煮熟，狂犬病病毒没有被杀灭，人吃了之后也可能会感染狂犬病。

20.动物狂犬病如何确诊?

当怀疑动物得了狂犬病时，应立即与当地兽医防疫部门或宠物医院联系。根据临床表现和是否曾被发病动物咬伤等情况进行初步诊断。如果被诊断为疑似狂犬病，可实施安乐死。将动物处死后，由兽医采集动物的脑组织，送至国家动物狂犬病参考实验室或其他符合条件的实验室进行诊断，采用至少两种实验室检测方法进行确诊。采样后的动物尸体进行深埋或者焚烧，处死动物的肉千万不要售卖或者食用，患病动物污染的环境要进行消毒处理。

21.狂犬病的实验室检测方法有哪些?

（1）病毒检测

包括荧光抗体试验和免疫组化方法。荧光抗体试验是世界卫生组织（WHO）和世界动物卫生组织（OIE）共同推荐的检测方法，被视为检测的“金标准”，是所有实验室诊断的首选方法。免疫组化方法检测成本相对较低，适合发展中国家。内氏小体检测方法由于灵敏度低，目前已不再使用。

（2）核酸检测

核酸检测可作为病毒分型的基础。包括反转录聚合酶链式反应、荧光定量PCR方法和环介导等温扩增方法。反转录聚合酶链式反应最敏感，可能会存在交叉污染。环介导等温扩增不需要昂贵的PCR仪，可以在基层单位广泛使用。

（3）病毒分离

包括细胞培养法和乳鼠脑内接种法。这两种方法试验周期较长，分离成功可用于科学研究。

（4）血清学检测

世界卫生组织（WHO）和世界动物卫生组织（OIE）共同推荐快速免疫荧光灶试验和荧光抗体病毒中和试验，是检测狂犬病病毒中和抗体的“金标准”，用于出入境动物检测；酶联免疫吸附试验（ELISA）适合大规模免疫效果监测；胶体金试纸条适合于野外样本的快速检测。

22.狂犬病疑似患病动物的病料采集部位有哪些？如何运送？

采集部分：最好采集发病疑似动物的脑组织，如有特殊情况动物不能处死，则连续多次采集唾液。

运送过程：疑似感染性样品使用三层包装，第一层包装要求用保存标本的原始容器（外螺旋管），需将盖口密封；第二层包装可以采用专用二级包装桶或耐高压塑料袋；第三层包装是将密封好的第二层包装放入运输包装盒，运输包装盒要求有冷藏低温功能。由于狂犬病的特殊危害性，寄送/运送样品的包装盒的要求是保温、防漏、坚固。组织样品在运送到检测实验室的过程中，应保持低温环境。直接冷冻的脑组织样品在运送的过程中严格控制环境温度，在检测前不能解冻。

第二部分

狂犬病的预防措施

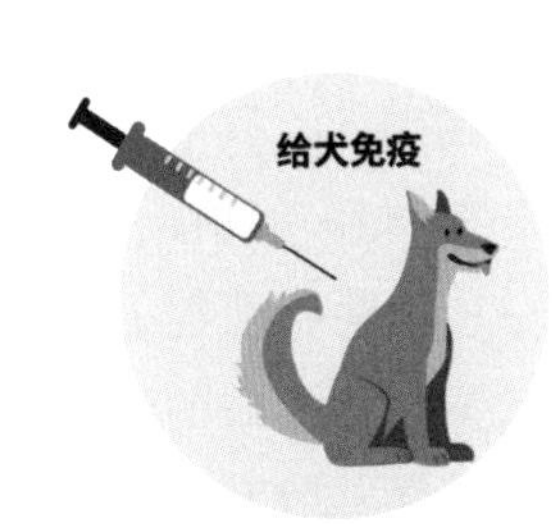

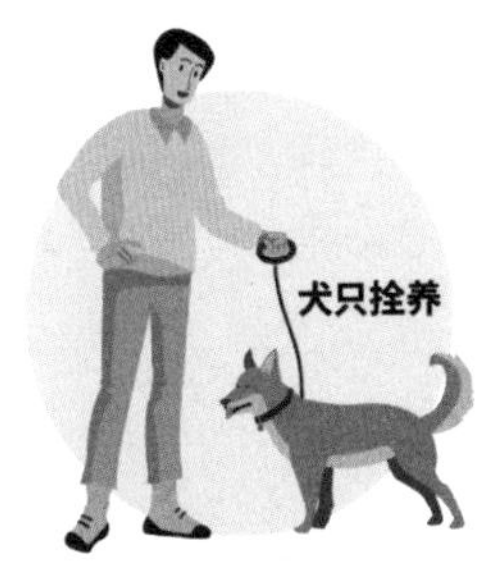

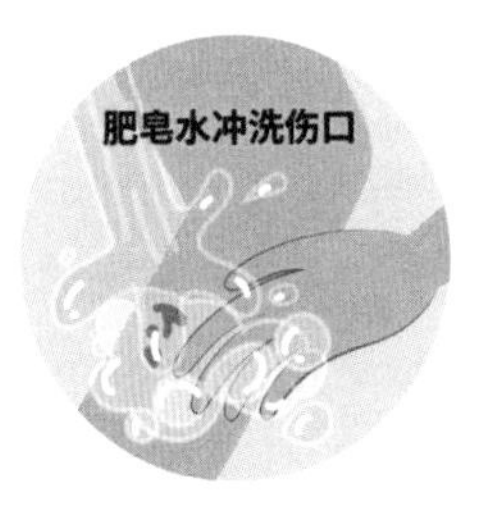

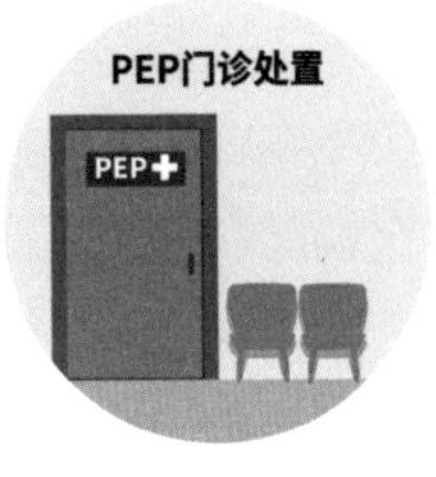

23.预防人和动物狂犬病最重要的措施是什么?

对于狂犬病，目前还没有可以治疗的有效药物，一旦发病，死亡率达100%。但是，狂犬病是可以预防的。实施两道预防屏障可以100%防止人的狂犬病。第一道屏障是给能够传播狂犬病的动物免疫注射狂犬病疫苗，免疫后动物机体的免疫器官能够产生抗狂犬病病毒的特异性抗体，一旦有狂犬病病毒入侵体内，便能立即将其彻底消灭，达到预防狂犬病的目的。所以给动物接种狂犬病疫苗，是预防人狂犬病发生的重要途径。大量科学研究证明，为70%以上的犬接种狂犬病疫苗，就可在当地构建起强大的狂犬病免疫屏障，有效地阻止病毒在犬群的传播。随着狂犬病在犬中的消除，其对人类的威胁也随即消除。同时，给犬、猫等传播动物接种狂犬病疫苗也是世界卫生组织（WHO）与世界动物卫生组织（OIE）等国际组织一致推荐的预防狂犬病的有效措施。因此，动物接种狂犬病疫苗是预防动物和人的狂犬病的根本措施。第二道屏障是暴露后的免疫救治，即狂犬病流行地区的人一旦被传播动物咬伤，应立即到防疫机构接受暴露后的免疫救治，及时注射狂犬病疫苗，并根据受伤情况和部位决定是否注射狂犬病免疫球蛋白。有了这两道屏障的保驾护航，人和动物是不会感染狂犬病的。

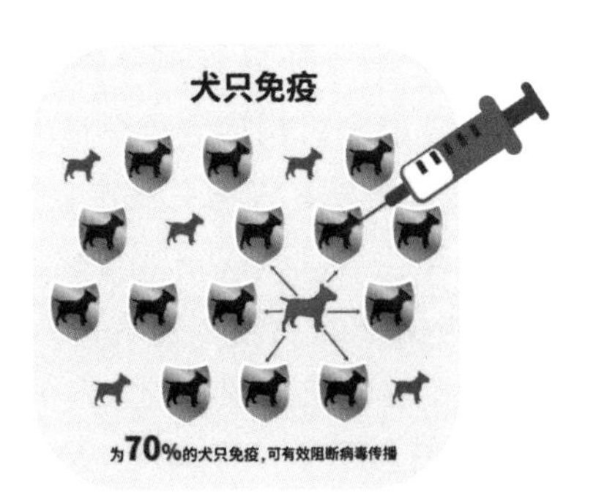

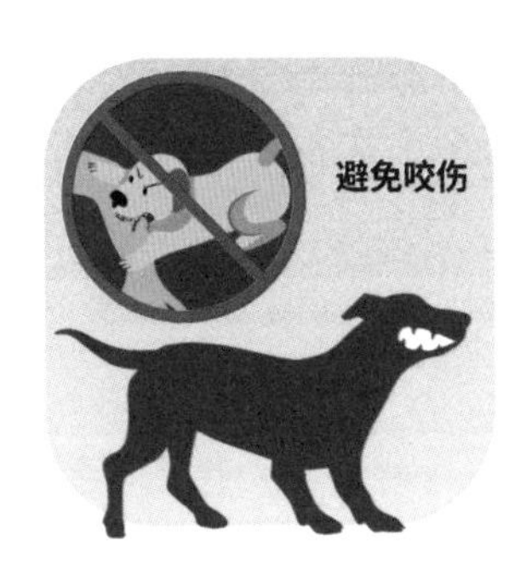

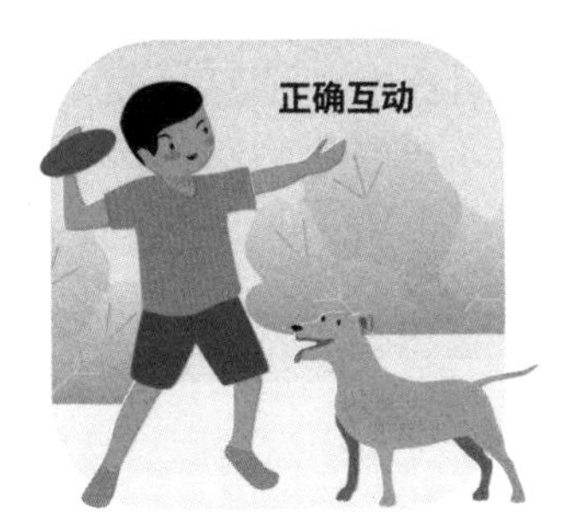

24.畜间发生狂犬病疫情后应当采取哪些措施控制疫情扩散？

按照《狂犬病防治技术规范》要求，应采取以下措施控制疫情扩散。

（1）疫情报告

任何单位和个人发现有狂犬病临床症状或检测呈阳

性结果的动物，应当立即向当地动物防疫监督机构报告。当地动物防疫监督机构接到疫情报告并确认后，按《动物疫情报告管理办法》及有关规定上报。

（2）疫情处理

① 疑似患病动物的处理　发现有兴奋、狂暴、流涎、具有明显攻击性等典型症状的犬，应立即采取措施予以扑杀。发现有被患狂犬病动物咬伤的动物后，畜主应立即将其隔离，限制其移动。对动物防疫监督机构诊断确认的疑似患病动物，当地政府应立即组织相关人员对患病动物进行扑杀和无害化处理，动物防疫监督机构应做好技术指导，并按规定采样、检测，进行确诊。

② 确诊后疫情处理　确诊后，县级以上政府畜牧兽医行政管理部门应当按照以下规定划定疫点、疫区和受威胁区，并向当地卫生行政管理部门通报。当地政府应组织有关部门采取相应疫情处置措施。

i.疫点、疫区和受威胁区的划分

疫点　圈养动物，疫点为患病动物所在的养殖场（户）；散养动物，疫点为患病动物所在自然村（居民小区）；在流通环节，疫点为患病动物所在的有关经营、暂时饲养或存放场所。

疫区　疫点边缘向外延伸3公里所在区域。疫区划分时注意考虑当地的饲养环境和天然屏障（如河流、山脉等）。

受威胁区 疫区边缘向外延伸5公里所在区域。

ii.采取的措施

疫点处理措施 扑杀患病动物和被患病动物咬伤的其他动物，并对扑杀和发病死亡的动物进行无害化处理；对所有犬、猫进行一次狂犬病紧急强化免疫，并限制其流动；对污染的用具、笼具、场所等全面消毒。

疫区处理措施 对所有犬、猫进行紧急强化免疫；对犬圈舍、用具等定期消毒；停止所有犬、猫交易。发生重大狂犬病疫情时，当地县级以上政府应按照《重大动物疫情应急条例》和《国家突发重大动物疫情应急预案》的要求，对疫区进行封锁，限制犬类动物活动，并采取相应的疫情扑灭措施。

受威胁区处理措施 对未免疫犬、猫进行免疫；停止所有犬、猫交易。

流行病学调查及监测 发生疫情后，动物防疫监督机构应及时组织流行病学调查和疫源追踪；每天对疫点内的易感动物进行临床观察；对疫点内患病动物接触的易感动物进行一次抽样检测。

iii.疫点、疫区和受威胁区的撤销 所有患病动物被扑杀并做无害化处理后，对疫点内易感动物连续观察30天以上，没有新发病例；疫情监测为阴性；按规定对疫点、疫区进行了终末消毒。符合以上条件，由原划定机关撤销疫点、疫区和受威胁区。动物防疫监督机构要继续对该地区进行定期疫情监测。

25.哪些消毒剂能有效杀灭狂犬病病毒?

狂犬病病毒对酸、碱、石炭酸（苯酚）、苯扎溴铵（新洁尔灭）、福尔马林、升汞等消毒药物均敏感。1%甲醛、3%来苏水15分钟即可使狂犬病病毒灭活。1%～2%肥皂水、75%酒精、0.01%碘液、5%碘酊也可使其灭活。

26.发现狂犬病疑似患病动物应该如何处理?

① 如果发现动物的正常行为发生了改变，如吞咽困难、兴奋、狂暴、口水流涎、恐水等具有攻击性的疑似狂犬病症状，应迅速向当地动物防疫监督机构报告。

② 发现有被患狂犬病动物咬伤的动物后，畜主应立即将其隔离，限制其自由移动，并报告当地动物防疫监督机构。

③ 对动物防疫监督机构诊断确认的疑似患病动物，当地政府应立即组织相关人员对患病动物进行扑杀，并采集脑组织送有关实验室确诊，采样后的动物尸体进行无害化处理。

④ 对同群动物进行相应的隔离、紧急注射狂犬病疫苗，并对污染物进行焚烧等无害化处理，对污染环境进行消毒。

27.普通人在日常生活中，应该如何预防狂犬病？

① 普通人如果被免疫背景不清楚的犬、猫咬伤或者抓伤后，要及时用肥皂水清理伤口15分钟（没有肥皂水也要用清水），然后立即就医，接种狂犬病疫苗和/或狂犬病免疫球蛋白。

② 动物主人应定期携带犬和猫到兽医部门注射兽用狂犬病疫苗，并做好登记或注射含有免疫信息的芯片。

③ 做负责任的宠物主人，主动管好自己的宠物，遛狗时要拴链，告知相关人员特别是儿童尽量不要挑逗犬、猫，减少被抓伤、咬伤的机会，不要让犬、猫舔舐皮肤伤口和黏膜。

④ 不要随便接触能传播狂犬病的野生动物，如狐狸、狼、獾、貉、浣熊、蝙蝠等，一旦被它们咬伤或抓伤，应立即按上述第①条处理。

28.犬用狂犬病疫苗种类有哪些？

目前我国批准使用的犬用狂犬病疫苗都是灭活疫苗，包括国产疫苗和进口疫苗。国产疫苗主要有CTN-1株、SAD株、Flury株、CVS-11株、CVS-11株、PV/BHK-21株、r3G株和dG株狂犬病灭活疫苗。进口疫苗主要有Pasteur RIV株、HCP-SAD株、VP12株和G52株狂犬病灭活疫苗。

29.给犬接种疫苗有哪些保定方式?

(1)徒手保定法

此方法一般由犬主进行，保定时可用双手抓住犬的左右二耳以控制其头部；或以一手捏住犬嘴，另一手固定犬头部。

(2)绷带保定法

用一根长1米左右的绷带或其他绳索，在中间打一活结圈套，将该圈套至犬鼻背中间和下颌中部，然后迅

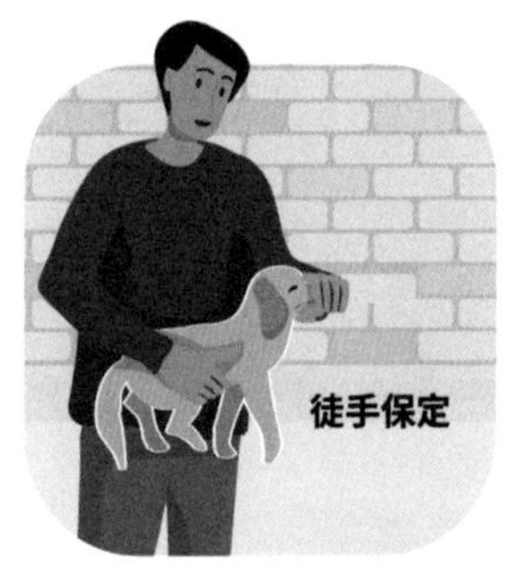

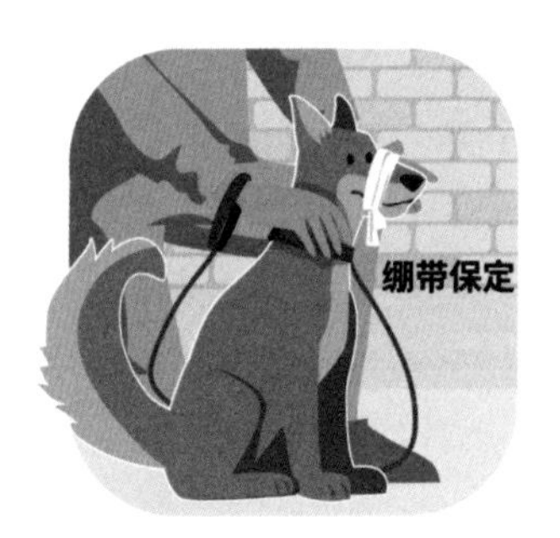

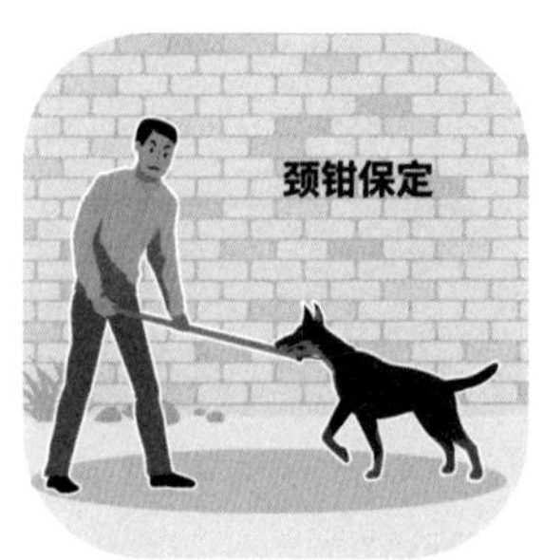

速拉紧圈套，再将绷带打结即可。短嘴犬保定需将一绷带经额部引至鼻背侧穿过绷带圈，再转至耳后打结。

（3）口笼保定法

一般采用皮革、厚帆布制成的口罩或U笼，根据犬的体形大小选择适当型号，套在口鼻部系牢。保定人员抓住脖圈，防止犬用四肢将口笼抓掉。

（4）铁环保定法

取一直径与犬嘴粗细相似的带有两条绳索的金属环，将金属环套在犬的嘴上，并将绳索从颌下十字交叉，引至颈部固定即可。

（5）颈钳保定法

此法多用于凶猛的犬。选用颈钳柄长90～100厘米，钳端为两个半圆形钳嘴，使之恰能套入犬的颈部。保定时，保定人员持钳柄，张开钳嘴将犬颈套入后再合拢钳嘴，以限制犬头的活动。

（6）化学保定法

指用化学药物，使犬暂时失去正常活动能力的一种保定方法。常用的药物有复合846合剂。

30.犬注射狂犬病疫苗有哪些注意事项?

① 犬注射狂犬病疫苗首先要满足大于3月龄的要求，并最好在注射疫苗前进行一次驱虫。

② 由兽医对注射疫苗的动物进行健康检查，确认健

康才可注射疫苗。如果存在患病、营养失调等非健康情况，则不宜注射。

③ 确定疫苗的保存条件、保质期、完整性是否有异常，选择注射经过效力、安全性检测、证明有效或规定适用范围之内的疫苗。

④ 注射后需兽医在疫苗本签章，并给免疫动物挂免疫标识或注射芯片，登记免疫信息。

⑤ 注射疫苗后，观察30分钟，查看有无过敏现象，如有过敏现象，及时注射肾上腺素进行抢救。

⑥ 注射疫苗后2～3周之内，禁止给宠物洗澡、避免风寒，避免注射疫苗动物发病，导致注射疫苗无效。

31.什么情况下不能给犬接种狂犬病疫苗?

月龄不足、健康状况不良、近期更换饲养环境的犬不建议接种狂犬病疫苗。疑似狂犬病动物或经实验室检测确诊为狂犬病病毒阳性的动物和处于发病期的动物不能接种狂犬病疫苗。并应立即捕杀，采取焚烧等无害化处理措施。

32.给犬接种狂犬病疫苗应做好哪些准备?

宠物主或饲主需要准备犬的疫苗本，接种前保证犬的身体健康状态。兽医准备疫苗、一次性注射器、酒精棉球；根据犬的实际情况采用相应的保定方式进行保定；认真检查疫苗的药物名称和有效期，注意有无变质，疫苗容器是否完好。

33.犬免疫注射应如何操作？

狂犬病疫苗的接种工作建议由专业的兽医从业人员进行。

① 注射疫苗前，疫苗瓶盖需要用酒精棉球擦拭消毒后抽取。

② 将注射器针头刺入药瓶后把药瓶倒置过来抽取，针头低于液面以便抽取完全。

③ 注射器吸入药液后要排出注射器内的空气。

④ 正常情况下选择皮下注射，皮下注射部位一般为犬颈部或者背部皮肤。

⑤ 注射部位需用酒精棉球擦拭消毒。

⑥ 用手捏起注射部位皮肤，斜针刺进皮下，回抽无血再推进药物。

⑦ 拔出注射器，局部用酒精棉球压迫片刻止血。

34.狂犬病疫苗如何贮藏与运输？

狂犬病疫苗应2 ～ 8℃避光保存和运输。不可冻结，温度过高会使狂犬病疫苗失活，起不到预防狂犬病的效果。

35.犬注射疫苗会有不良反应吗？

合格的狂犬病灭活疫苗在临床上引起动物的不良反应罕见，犬注射灭活疫苗后的不良反应主要表现在两个方面。

① 注射疫苗30分钟内眼圈出现红斑或者局部肿胀、瘙痒等轻微过敏症状，可以使用肾上腺素进行脱敏。

② 动物在接种疫苗一周内出现发热、呕吐、腹泻、嗜睡、食量减少、烦躁等情况，也有引起死亡的可能，这种情况极其罕见。

36.如何给犬采集血样？

犬的血样采集工作应由专业的兽医从业人员进行，方法通常是在其前肢的前臂头静脉和后肢的小隐静脉进行采血。一些静脉采血比较困难的犬或采血量比较大时，可以考虑心脏采血。

（1）采血前的准备

采血前的准备最重要的工作是保定，其次采血前应准备酒精棉球、止血带、剪毛剪、干燥无菌的一次性注射器和头皮针头等。

（2）采血的操作

做好采血前的准备后，应选择合适的采血部位，然后在近心端用合适的止血绷带扎紧，前肢扎在肘关节后面，后肢扎在踝关节上面。然后在前肢的臂部或后肢的掌部要采血的部位用酒精棉球消毒，用拇指的掌面部感受怒张的血管，必要的时候可以沿着怒张的血管进行剪毛（如果血管怒张不明显，可以沿着前肢中间的一根明显的韧带或后肢掌面的正中部）。如果血管不太清楚时，可以用酒精棉球上的酒精将采血的局部打湿，以促进血管怒张，有时还可以先松开止血带，轻揉一下采血部位，然后再扎上止血带，看到血管后开始进针。将头皮针接在注射器上，固定牢结合处。第一次的进针点选择在血管的远心端。当血管怒张不是太明显，动物挣扎不是太厉害时，可以正对着血管进针；血管怒张比较明显，动物挣扎比较厉害时，可以从血管的侧面进针，使动物适应后，再进入血管。开始进针时，左手握在其掌部（前肢），使腕关节弯曲，右手拿针，使针与皮肤呈45°，进针后见到血将针放平，沿着血管的走向往前进针，在运针时会有一种比较轻松的感觉。然后用左手的拇指压住头皮针的针柄，右手松开止血带后用手抽动注射器进行采血，操作者用右手挤压进针点的近心端或调整头皮针以利于采血。采足够的血后，放松注射器，使其呈自然状态，然后用右手快速地抽出头皮针，并及时用棉球压迫止血。

（3）采血后的处理

抽出头皮针后，用酒精棉球及时按压。按压点在扎针点上靠后一点，直到不再出血为止。然后，将采血用的器具收拾干净。

37.如何评价动物个体的免疫效果?

目前检测狂犬病血清抗体的方法主要有：快速荧光灶抑制实验、荧光抗体病毒中和试验及酶联免疫吸附试验等。快速荧光灶抑制实验和荧光抗体病毒中和试验为OIE和WHO推荐的血清抗体检测方法。另外，小鼠病毒中和试验及酶联免疫吸附试验也是OIE推荐用来检测狂犬病病毒抗体的方法。酶联免疫吸附试验可用于大规模临床样本的监测。

WHO狂犬病专家委员会认为，血清中的中和抗体≥0.5国际单位（IU）/mL才具有足够的保护性，如果效价＜0.5IU/mL，必须加强免疫，直到抗体达到要求为止。血清中和抗体水平达到或超过0.5IU/mL时，动物可有效抵御狂犬病病毒感染，也可以有效阻止动物机体排毒。

38.家养动物被疑似狂犬病动物咬伤后该怎么办?

（1）伤口冲洗

用20%的肥皂水（或者其他弱碱性清洁剂）和一定压力的流动清水交替彻底清洗、冲洗所有咬伤和抓伤处至少15分钟，然后用生理盐水（也可用清水代替）将伤口洗净，最后用无菌脱脂棉将伤口处残留液吸尽，避免伤口处残留有肥皂水或者清洁剂。较深伤口冲洗时，用注射器或者高压脉冲器械伸入伤口深部进行灌注清洗，做到全面彻底。

（2）消毒处理

彻底冲洗后用2%～3%碘酒（碘伏）或者75%酒精擦拭伤口。如伤口碎烂组织较多，应当首先予以清除。

（3）暴露后预防接种

价值较高的家养动物以及未经过预防接种的犬、猫等被野生动物或疑似狂犬病动物咬伤后可以立即注射兽用狂犬病疫苗。

（4）隔离观察

对疑似狂犬病动物以及被咬伤的家养动物分别进行隔离，限制其自由移动，并进行观察。

（5）疫情处理

观察期内如果野生动物或疑似狂犬病动物、被咬伤的家养动物出现典型的狂犬病症状，应立即上报当地动物疫病预防控制机构，由专业人员进行采样检测并按照相关规定处置。

39.如何降低动物狂犬病发生风险?

① 动物免疫接种：对犬进行强制性免疫，其他动物根据需要进行免疫。

② 动物疫情监测：每年不定期对疫区和其他重点区域进行监测。

③ 动物检疫：在运输或出售犬、猫等动物前，畜主应向动物防疫监督机构申报检疫，动物防疫监督机构对检疫合格的犬、猫等出具动物检疫合格证明。在运输或出售犬、猫等动物时，应具备狂犬病的免疫标识，畜主必须持有检疫合格证证明犬、猫等从非疫区引进。引进后，应至少隔离观察30天，期间发现异常时，要及时向当地动物防疫监督机构报告。

40.与蝙蝠接触会得狂犬病吗?

感染狂犬病病毒的蝙蝠具有攻击性，被蝙蝠咬伤或者抓伤就有可能患狂犬病。由于蝙蝠牙齿非常细小而且极其锋利，咬伤后伤口很小，不易察觉，往往被人忽视，因此，被蝙蝠咬伤或抓伤后应进行暴露后预防治疗；但如果没有皮肤抓伤等暴露情况，则一般不会被感染。极特殊条件下，进入蝙蝠群居洞穴中，高浓度狂犬病病毒气溶胶也可感染狂犬病。

41. 注射过狂犬病疫苗的犬还可能携带狂犬病病毒吗?

健康犬接种狂犬病疫苗后体内免疫器官会产生狂犬

病抗体，从而不会感染狂犬病，也不会携带狂犬病病毒。

42.疑似狂犬病病畜以及被疑似病畜咬伤的家畜肉、奶可以食用吗?

《中华人民共和国动物防疫法》第二十七条第二款规定：“**染疫动物及其排泄物、染疫动物产品、运载工具中的动物排泄物以及垫料、包装物、容器等被污染物品，应该按照国家有关规定处理，不得随意处置。**”所以疑似狂犬病病畜以及被疑似病畜咬伤的家畜，体内可能已存在狂犬病病毒，甚至有可能在宰杀过程中通过微小伤口感染人，因此其肉、奶不能食用，应当进行焚烧或无害化处理。

43.发现流浪犬伤人应该怎么办?

（1）应尽快联系相关部门对流浪犬进行追捕，并对其进行隔离，如果流浪犬出现吞咽困难、兴奋、狂暴、口水流涎、恐水典型的狂犬病症状，应迅速向当地动物防疫监督机构报告，根据相关规定进行捕杀和采样送检。

（2）被流浪犬攻击的相关人员应该尽快就医进行暴露后免疫治疗。

第三部分

人员防护

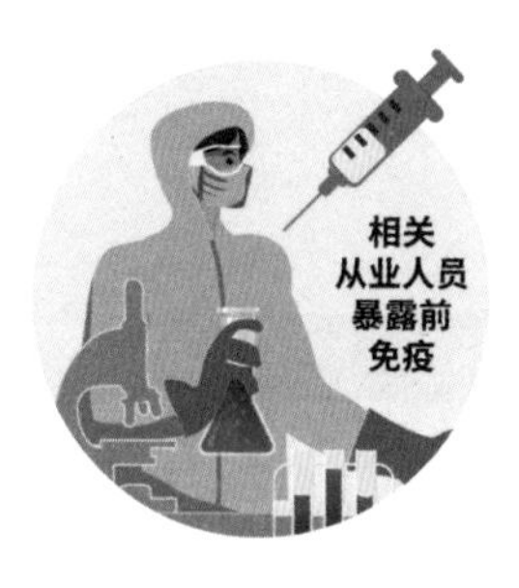

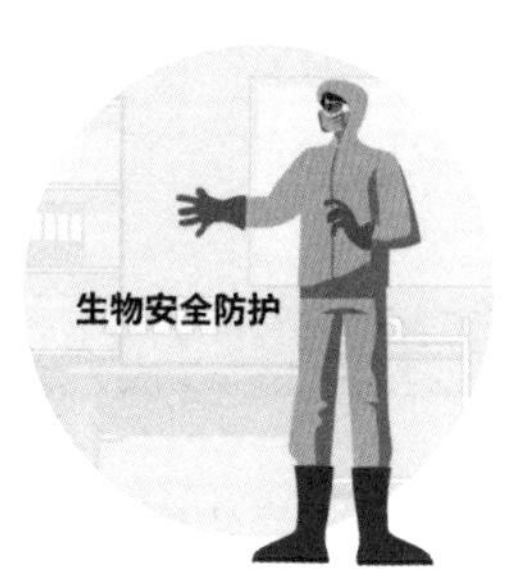

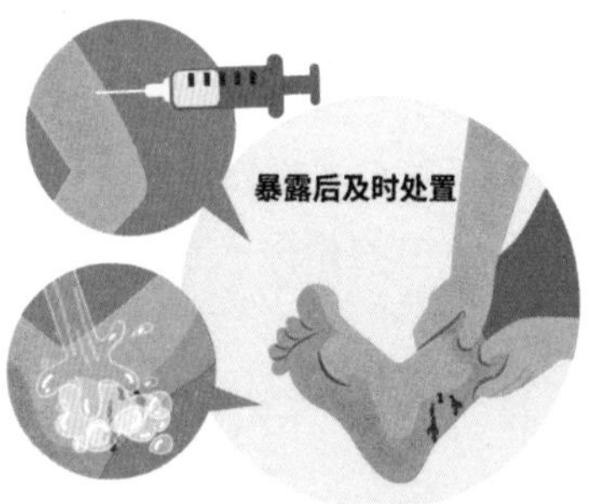

44.哪些人最有可能得狂犬病?

高概率接触到病毒的人最有可能得狂犬病，包括实验室工作人员、可能涉及狂犬病患者管理的医护人员、狂犬病患者的密切接触者、兽医、动物驯养师、经常接触动物的兽医学院学生、居住在狂犬病流行地区的儿童、到狂犬病高发地区旅游的游客等。以上人员通常建议进行狂犬病预防性免疫接种。

45.人得了狂犬病病程有多长?

临床上病程分为三期，即前驱期、兴奋期和麻痹期，但总病程一般不超过一周。病程与个体抵抗力、咬伤程度、部位及动物带毒量有关，如果咬伤部位神经密集，发病就快。

46.如果被犬咬伤，应该怎么办?

首先进行伤口清洗，用肥皂水（或者其他弱碱性清洁剂）和一定压力的流动清水交替彻底清洗、冲洗伤口处至少15分钟。随后尽快就医，在医院门诊由医生根据伤口类型进行处置。然后评价暴露分级，被犬咬伤的分级应为Ⅰ～Ⅲ级。遵医嘱注射狂犬病疫苗和（或）狂犬病被动免疫制剂。

47.狂犬病暴露处置一般包括哪些措施?

狂犬病暴露是指被狂犬、疑似狂犬或不能确定是否患有狂犬病的宿主动物咬伤、抓伤、舔舐黏膜或者皮肤破损处，或者开放性伤口、黏膜直接接触可能含有狂犬病病毒的唾液或组织。罕见情况下，可通过器官移植或者吸入气溶胶而感染狂犬病病毒。依据《狂犬病暴露预防处置专家共识（2019）》，按照接触方式和暴露程度可以将狂犬病暴露分为三级，相应处置措施如下。

Ⅰ级　完好的皮肤接触动物及其分泌物或排泄物；判定Ⅰ级暴露者，应清洗暴露部位，无需进行其他医学处理。

Ⅱ级　符合以下情况之一：①无明显出血的咬伤、抓伤；②无明显出血的伤口或已闭合但未完全愈合的伤口接触动物及其分泌物或排泄物。判定Ⅱ级暴露后，应当：①处理伤口；②接种狂犬病疫苗；③当判断病例存在严重免疫功能缺陷等影响疫苗免疫效果的因素时，应该使用狂犬病被动免疫制剂。

Ⅲ级　符合以下情况之一：①穿透性的皮肤咬伤或抓伤，临床表现为明显出血；②尚未闭合的伤口或黏膜接触动物及其分泌物或排泄物；③暴露于蝙蝠。判定Ⅲ级暴露后，应当：①处理伤口；②使用狂犬病被动免疫制剂；③接种狂犬病疫苗。

48.什么情况下需要注射狂犬病被动免疫制剂？

被犬猫、野生动物咬伤，判定为Ⅱ级暴露且免疫功能低下，或者Ⅱ级暴露位于头面部且致伤动物不能确定健康时，以及Ⅲ级暴露的情况下。在进行狂犬病疫苗预防注射的同时，需要使用狂犬病免疫球蛋白配合进行被动免疫，以提高预防效果。长期大量使用免疫抑制剂的人群也要使用狂犬病被动免疫制剂（免疫球蛋白），但是所有被动免疫制剂只在首次暴露后应用，完成过暴露前或暴露后免疫的人群均不需要使用。

49.暴露后未及时处理，应该怎么办？

暴露后未及时处理，对已暴露一段时间而未接种狂犬病疫苗者尽快按接种程序接种疫苗。一旦不能排除伤人动物为可疑狂犬病，接种狂犬病疫苗的同时注射狂犬病免疫球蛋白。

50.动物防疫人员为什么要注射狂犬病疫苗？

动物防疫人员是指为预防、控制和扑灭动物疫病，主要负责动物强制免疫等工作的兽医人员。动物防疫人员属于狂犬病高暴露风险者，应当进行暴露前免疫也就是预防性接种，预防感染狂犬病病毒。

51.狂犬病暴露预防处置是否存在失败的情况？

狂犬病暴露预防处置可能存在失败的情况。暴露后预防处置失败的原因主要有：伤口处理不规范；实施的免疫程序与推荐的免疫程序有偏差，未按规程全程接种疫苗或接种不及时；狂犬病免疫球蛋白的缺乏或不恰当使用；狂犬病疫苗质量低劣等。这些情况都能导致暴露预防处置失败，因此，在初步处置后需要去当地疾控部门进行暴露后处置，不要自己根据网络上的信息自行处理。

52.已接种过狂犬病疫苗的动物咬伤人，人还用注射狂犬病疫苗吗？

理论上被接种过狂犬病疫苗的动物咬伤，不需要注射狂犬病疫苗。但需核对伤人动物的免疫证，确保动物定期注射疫苗，并检测伤人动物的抗体，如抗体达到世界卫生组织推荐的不低于0.5IU/mL的水平，人就不需要注射狂犬病疫苗。

53.动物防疫人员防疫过程中有哪些注意事项？

从事狂犬病防疫的兽医人员需接受暴露前免疫，每6个月测定其中和抗体滴度。如果血清抗体滴度低于

0.5IU/mL，应加强免疫一剂狂犬病疫苗。免疫、检疫工作中，必须穿工作服和胶靴，戴手套、口罩、防护帽；工作结束或离开现场时，在场地出口处脱掉防护装备，用肥皂洗手，清水彻底冲洗；工作服须用70℃以上热水浸泡10分钟或用消毒剂浸泡，然后再用肥皂洗涤，于太阳下晾晒；胶靴等要清洗消毒，其他一次性用品也应经高压或消毒液浸泡后方可废弃。当在疫情处置过程中，防疫人员如被疑似狂犬病动物咬伤，或出现不慎被疑似污染器械划伤、扎伤的情况，需要再次进行暴露后免疫。

54.动物防疫人员防疫过程中被犬咬伤，应如何处理？

动物防疫人员被犬咬伤，应按照《狂犬病暴露预防处置专家共识（2019）》的要求尽早进行伤口局部处理；尽早进行狂犬病免疫接种，并按照暴露分级在必要时使用狂犬病被动免疫制剂。局部伤口处理越早越好，在暴露后应立即使用肥皂水（或其他弱碱性清洗剂）和一定压力的流动清水交替冲洗伤口约15分钟，迅速前往相应暴露后处置门诊就医。

55.健康人与狂犬病患者接触能否感染狂犬病病毒？

健康人与狂犬病患者一般的日常接触不会感染狂犬

病病毒，如果是亲密接触、皮肤黏膜破损接触狂犬病患者或者被狂犬病患者咬伤、抓伤，有感染风险，但目前尚没有人传人的报道。健康人意外移植了狂犬病患者的器官、组织等会感染狂犬病病毒，我国及其他国家已出现因器官移植而患狂犬病的病例。

56.如果未照推荐程序完成狂犬病免疫，被犬咬伤该如何处理？

如果是在注射狂犬病疫苗期间，再次发生被犬咬伤等而暴露的情况，按照原来的接种时间安排按时完成剩余针次的免疫；如果是因个人原因主动停止免疫程序，且时间间隔较长，又被犬咬伤，建议再次按照免疫程序进行免疫接种，且中途不能中断。伤口严重者需要注射狂犬病被动免疫制剂（免疫球蛋白）。

57.儿童能否接种狂犬病疫苗？

正常接种狂犬病疫苗对儿童的身体健康不会造成任何影响。接种狂犬病疫苗期间也可按照正常免疫程序接种其他疫苗，但优先接种狂犬病疫苗。2岁以下婴幼儿可在大腿前外侧肌内注射。禁止臀部注射。对于接种狂犬病疫苗后的儿童，家长应随时观察儿童症状，是否出现不良反应。

58.人接种狂犬病疫苗后可能出现哪些不良反应?

暴露后狂犬病疫苗接种无禁忌证。接种后少数人可能出现局部疼痛、红肿、硬结等，一般不需做特殊处理。极个别人的反应可能较重，出现皮疹、荨麻疹等过敏反应；全身不适或发热等症状应当及时就诊。发现接种者对使用的狂犬病疫苗有严重不良反应时，可更换另一种狂犬病疫苗，继续原有程序。

59.人用狂犬病疫苗的种类有哪些?

所有人用狂犬病疫苗均是灭活疫苗，包括：Vero细胞狂犬病疫苗（冻干）、地鼠肾细胞狂犬病疫苗（冻干）、人二倍体细胞狂犬病疫苗（冻干）、鸡胚细胞狂犬病疫苗（冻干）等。

60.人狂犬病暴露后免疫的推荐程序有哪些?

国内普遍采用肌内注射方法进行狂犬病疫苗接种，人狂犬病暴露后免疫推荐5针法和2-1-1法。

5针法：一般伤者于暴露后0（第1天）、3、7、14和28天各注射1剂疫苗。狂犬病疫苗不分体重和年龄，每针次均接种1个剂量。此方法需接种5剂疫苗，5次就医。

2-1-1法：一般伤者于暴露后0天（第1天）在左、右上臂三角肌各注射1剂疫苗（共2剂），7天和21天分别再注射1剂，共接种3次4剂。使用“2-1-1”程序，需选用经过国家药品监督管理局批准的狂犬病疫苗产品。

61. 被野生动物咬伤是否需要注射狂犬病疫苗?

被野生动物咬伤需要注射狂犬病疫苗。在我国，狐狸、狼、獾、貉、浣熊、蝙蝠等野生动物曾有感染狂犬病病毒的报道。目前我国新疆已出现被野生狐狸咬伤，发病死亡的病例，因此被这些野生动物咬伤，需要进行暴露后免疫处置。

第四部分

健康养犬

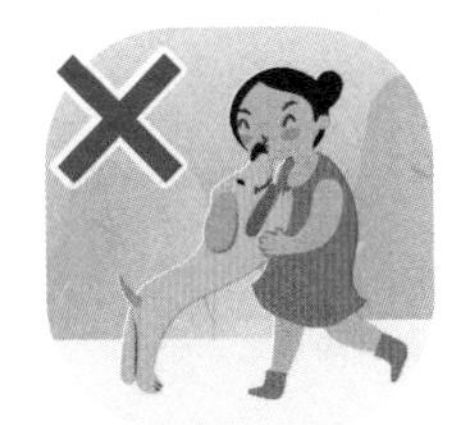

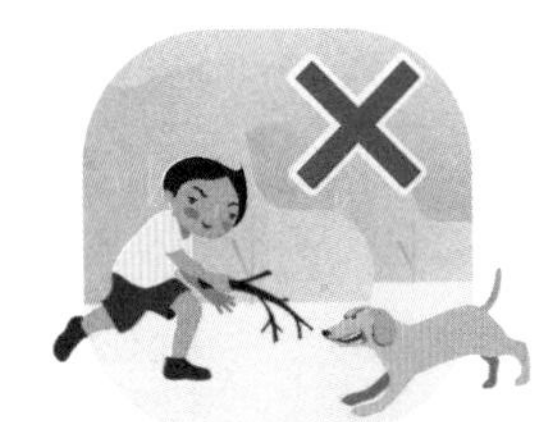

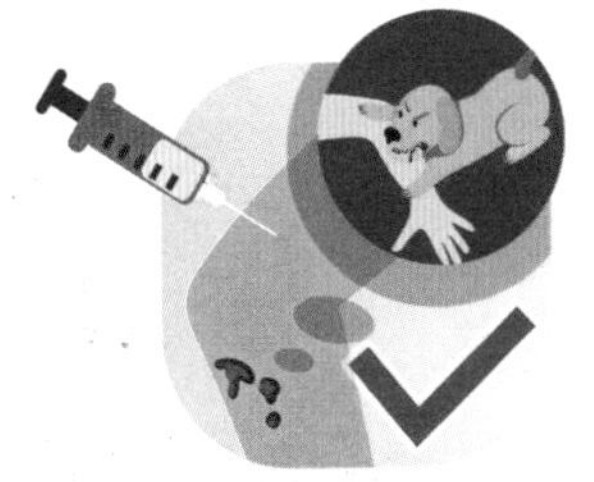

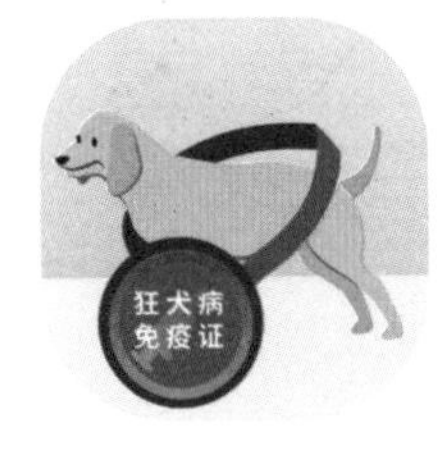

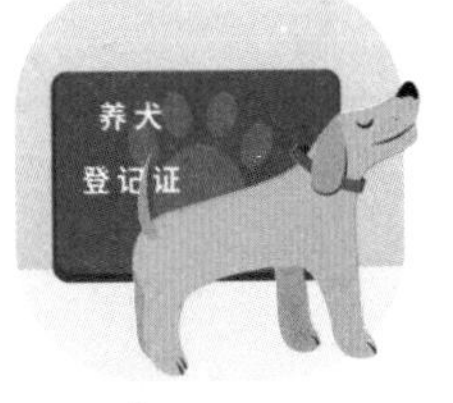

62.养犬主要有哪些法律规定和管理措施?

《中华人民共和国动物防疫法》第二章第三十条规定：

单位和个人饲养犬只，应当按照规定定期免疫接种狂犬病疫苗，凭动物诊疗机构出具的免疫证明向所在地养犬登记机关申请登记。

携带犬只出户的，应当按照规定佩戴犬牌并采取系犬绳等措施，防止犬只伤人、疫病传播。

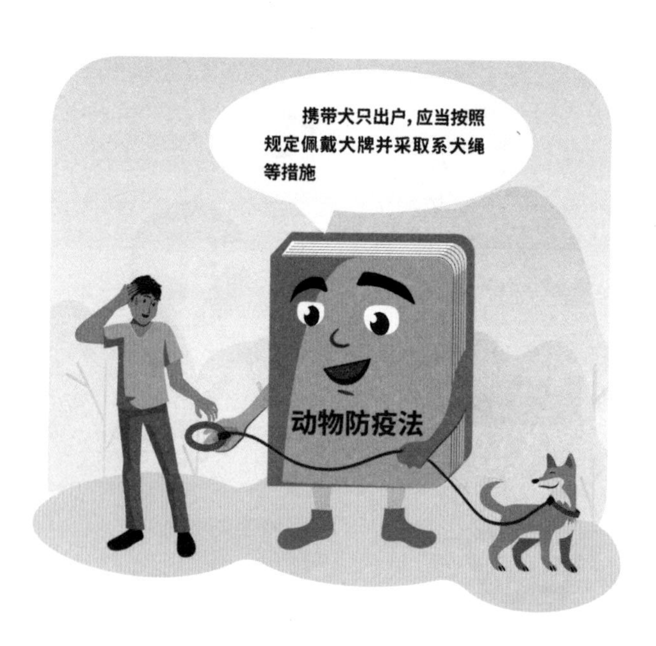

街道办事处、乡级人民政府组织协调居民委员会、村民委员会，做好本辖区流浪犬、猫的控制和处置，防止疫病传播。

县级人民政府和乡级人民政府、街道办事处应当结合本地实际，做好农村地区饲养犬只的防疫管理工作。

饲养犬只防疫管理的具体办法，由省、自治区、直辖市制定。

此外，全国多个省、自治区（直辖市）等也出台了相应的养犬管理条例或规定。

63.犬只运输或旅行时是否需要检疫?

根据中华人民共和国携带入境宠物检疫要求，携带入境的宠物犬必须依据《中华人民共和国海关法》《中华人民共和国进出境动植物检疫法》及其实施条例的相关规定，接受海关检疫监管。携带入境的犬、猫应当在入境口岸海关接受现场检疫。海关依据现场检疫、隔离检疫结果，对犬、猫作放行、限期退回或销毁处理。对于无法提供官方检疫证书的宠物，作期限退回或销毁处理。

犬只国内运输时需提供动物的免疫注射证明和检疫证书，经航空公司同意才可托运。乘机日期必须在动物检疫证明的有效期内。

64.犬只运输或出售前应履行哪些检疫程序?

在运输或出售犬只前，畜主应向动物防疫监督机构申报检疫，动物防疫监督机构对检疫合格的犬出具动物检疫合格证明；在运输或出售犬时，犬应具有狂犬病的免疫标识，畜主必须持有检疫合格证明。

犬只应从非疫区引进。引进后，应至少隔离观察30天，期间发现异常时，要及时向当地动物防疫监督机构报告。

65.如何解读犬的肢体语言?

犬表达情感的方式有面部表情和肢体语言，犬主人应该予以重视，从而可以合理、科学地饲养管理自己的爱犬。肢体语言一般有以下几种：

（1）喜悦：不停地跳动，身体弯曲，用前脚踏地或者使劲摇尾巴，耳朵向后方扭动。

（2）愤怒：全身僵直，四肢伸开，嘴唇翻转露出牙齿。发出威胁性的声音，以恐吓对方。尾巴也会轻微摇动，耳朵竖起朝向对方。

（3）撒娇：在撒娇的时候，会用鼻子发出声音，在请求主人宽恕而撒娇的时候，会垂尾。如果是想得到什么，或者催促主人和它玩耍的时候，会摇动尾巴。

（4）悲伤：在悲伤的时候，会发出叫声，希望自己接近主人。尾巴会低垂，以求救的姿态摩擦主人。

（5）恐惧：根据恐惧程度的不同，会不同程度把尾巴下垂甚至把尾巴完全夹在两腿中间，耳朵也扭向后方，全身缩紧。

（6）警觉：耳朵竖起，对一切声音敏感，发出“汪汪”的叫声。在外敌接近时，则发出连续的叫声。

66.孕期或者哺乳期的犬只能否接种狂犬病疫苗?

目前国内外尚无研究证据表明狂犬病疫苗对于孕期或哺乳期的犬只产生不良影响。被咬伤后接种狂犬病疫苗目前无任何禁忌证，因此在孕期或哺乳期的犬只被有明显症状或有行为异常的健康猫、犬咬伤后，建议立即接种狂犬病疫苗，对于接受过暴露前免疫的犬只可适当推迟疫苗接种。

67.多大的犬只可以开始接种狂犬病疫苗?

幼犬出生后，身体里的母源抗体就开始下降。幼犬初次免疫的时间应不小于3月龄。由于幼犬免疫系统不健全，因此在1岁时需要再次免疫。

68.是否需要每年给犬注射狂犬病疫苗?

每种疫苗在产品说明书上都规定有免疫有效期，一般1～3年不等。可以根据产品说明书上的相关信息来决定再次注射疫苗的间隔时间。一般来说，体内中和抗体水平在0.5IU/mL以上时，可以保护机体不受狂犬病病毒感染。为了确保免疫效果，建议每年加强免疫一次。

69.如何通过良好的饲养管理增进犬的健康?

（1）搞好环境卫生

环境卫生主要包括犬舍卫生、犬体卫生和用具卫生。犬舍卫生主要包括勤打扫和定期消毒，勤打扫主要要求保持犬舍的清洁、干燥，随时清除污物；犬舍环境均要求通风良好，有一定的日光照射；室内温度冬季保持在13～15℃，夏季控制在21～24℃。对犬舍及其用具应该定期消毒。

（2）保证营养需要

应选择全价营养的犬粮。喂食要做到定时、定量、定地点，不要让犬养成随时随地吃东西的不良习惯，特别是不能暴饮暴食，以免造成消化道疾病。幼犬可以少食多餐，待犬长到6个月以后，可以早晚各饲喂一次。大多数的成年犬通常在每天早上饲喂一次，晚上饲喂少量食物或犬粮。饲喂量要根据其年龄、体格大小、生理状况来定，幼犬、妊娠犬、哺乳犬及运动量大的犬应增加饲喂量。

（3）适当活动

犬是喜爱运动的动物，适当的运动对保持犬的健康十分重要。通过运动可以促进新陈代谢增进食欲，增强犬的活力和灵活性。

70.如何与犬互动才能避免被犬咬伤?

犬在受到惊吓时出于自我保护，会主动攻击它觉得危险的人或物体，所以在与犬互动的过程中要和善，不要激怒它。另外，发情期的母犬特别敏感，脾气阴晴不定，也会增加咬伤的可能性。如果在犬受伤的时候去触碰它，很容易引起它的疼痛，它会以为你要伤害它，而下意识地做出反应。

71.为什么要保证犬舍卫生条件?

犬舍环境卫生的好坏，直接影响犬的健康和人的健康。因为犬和人类有很多共患病，养犬者一定要认识到犬的环境管理、卫生防疫的重要性，采取一些有效的措施，保护人和犬的健康。因此，需要随时清除粪便，坚持每天清扫犬舍1次。每月消毒1次，对犬床、墙壁、门窗进行消毒，喷洒完消毒液后，将门窗关好，过一段时间再打开门窗通风，最后用清水洗刷，除去消毒液的气味，以免刺激犬的鼻黏膜，影响其嗅觉。

72.为什么需要搞好犬体卫生?

犬体卫生将直接影响犬的健康和人的健康，因为犬和人类有很多共患病，养犬者一定要认识到犬体卫生的重要性，故应采取一些有效的措施，保护人和犬的安全。犬体卫生包括梳理被毛，洗澡，眼、耳、齿轻拭护理，修剪趾甲。梳理被毛不仅能清除体表污垢，有利于环境的卫生，并且能促进犬体血液循环，改善皮肤被毛营养，增进食欲，促进幼犬生长。洗澡不但能除去犬身上令人不愉快的“狗气”味道及脏物，还能消灭某些皮毛上的寄生虫，同时改善皮毛过干或过油的状况。犬的眼、耳、齿的轻拭护理工作不是经常的，只在出现污垢时进行。一般成年犬每月修剪趾甲一次，经常在野外活动的犬，如无特殊情况，可不必修剪趾甲。家养或圈养犬因为活动量不大，趾甲磨损少，往往生长过长，要定期修剪。

73.为宠物绝育有哪些好处?

第一，避免不需要的繁殖和生育所带来的公共卫生问题和传染疫病风险。

第二，绝育的宠物脾气更为温顺、容易饲养，避免了宠物的发情期可能因寻偶离家走失的情况。

第三，绝育有利于宠物的健康，而且大大降低生殖、泌尿系统疾病的风险。降低公猫和公犬前列腺疾病、睾丸癌，母猫和母犬患乳腺癌、宫颈瘤、卵巢瘤、乳房瘤、子宫蓄脓的概率。

74.为什么犬只应保持适当的运动?

运动对于犬的健康具有重要的作用，通过神经反射提高犬中枢神经系统对全身脏器功能活动的调节作用。通过循环渐进地增加运动量来提高代谢能力，改善心肺功能。运动还是维护运动器官的形态丰满和增强其功能所必需的因素。因此所有的犬只每天都需要一定的运动量，以确保身体健康和活力的释放，否则会造成身体亚健康或者精力无处释放而破坏室内设施的情况发生。

75.控制流浪犬只数量的主要方法有哪些?

（1）需加强对现有犬只的标识管理。每只出售、领养的犬要注册和进行电子芯片标识。犬只标识有助于追溯宠物主人，找回走丢的犬只，追责遗弃宠物的恶意行为。遏制住这个源头，流浪犬就无法大量出现。

（2）绝育是控制流浪动物快速增长，避免其无序繁殖的有效方法，既可以大幅减少流浪动物的发病率、繁殖数量，又可以使它们更加温顺，有效减少伤人事件。

（3）倡导做一个负责任的宠物主人，正确对待养犬，形成“不爱则不养，养则不弃”的文明习惯，这对社会以及犬只，都是一种负责任的态度。

76.如何对犬只进行安乐死?

犬只安乐死是一种基于人道主义的兽医处置，有一套标准的操作程序。安乐死有利于宠物免遭痛苦和折磨。决定和实施宠物的安乐死应由具备资质的兽医或宠物医院来完成，宠物主人和其他人员不能实施。

77.为什么提倡拴养犬只?

拴养犬只可以防止犬只乱跑误食引起中毒或意外事故；防止与同类争执而打架受伤；防止丢失；防止乱交配，减少意外繁殖；避免吓到老人和小孩，防止伤人；增加服从性，强化主人的地位，让犬只更乖更听话。

78.犬的常见传染病有哪些?

犬传染病包含病毒、细菌、真菌、寄生虫感染四个方面。常见的有犬瘟热、犬细小病毒病、犬腺病毒感染、犬冠状病毒肠炎、狂犬病、钩端螺旋体病、皮肤真菌病、犬副流行性感冒、线虫病、弓形虫病、巴贝斯虫病、疥螨病、蠕形螨病、虱病、蚤病等。

79.如何预防犬的常见传染病?

（1）遵循科学的免疫程序，及时进行疫苗接种。一般应用犬细小病毒病、犬瘟热、犬副流感等多联疫苗配合狂犬病疫苗进行预防。理论上要根据母犬血清抗体水平与仔犬吃初乳的情况来决定首免日龄。如果母犬的抗体水平低或者出生后未吃初乳的仔犬，2周龄即可首免犬瘟热和犬细小病毒病的疫苗。其他情况下仔犬42日龄即可首免，以防止母源抗体的干扰，21天后接种下一针，总共免疫3次多联疫苗。最后在3月龄时接种一针狂犬病疫苗，并在7天后加强免疫一针狂犬病疫苗。完成免疫程序的幼犬，第二年开始每年只需要加强一针多联疫苗和一针狂犬病疫苗即可。

（2）严格执行消毒制度。消毒是杀灭病原微生物的重要措施，为了防止外界病源的传入，在犬舍入口处设消毒池，消毒液要保持新鲜。犬舍、犬的食具、用具、运动场、工作用品要经常性地进行消毒。

（3）搞好环境卫生。防止滋生跳蚤、虱子、蚊蝇、蜱虫等。良好的生活环境是防止疾病传播的重要条件。要保持犬舍的温度、湿度、通风、运动场地等符合要求。

（4）开展灭鼠、灭蚊蝇、灭蚤、灭虱工作，从各方面防止疫病的传播（入）。很多传染病及寄生虫病是通过鼠类、蚊、蝇和其他动物传播。尤其鼠类，不仅能传播多种传染病，而且还偷吃饲料。

（5）定期驱虫。这是消灭寄生虫病，保证犬健康的重要措施。

（6）注意宠物的食品卫生，禁止乱喂食，禁止喂来源不明的生肉，禁止让宠物去垃圾堆觅食。

80.流浪犬数量管理的主要方法有哪些？

（1）给犬只登记和注册。为犬只建立详细的信息登记系统，不但可以在犬和人之间建立归属关系，而且是加强犬只健康管理的重要措施。

（2）对流浪犬进行绝育。对流浪犬进行绝育手术，防止更多犬出生。绝育操作应由经验丰富的专业兽医外科医生进行，必须快速、简单，不应该对犬只的健康造成负面影响。

（3）加强宣传教育。应采取张贴散发宣传材料、举办专栏等多种宣传形式，倡导依法文明养犬，增强人民群众养犬的法制意识。

（4）建立流浪犬收容机构。收容、管理、再认养流浪犬，减少社区流浪犬的数量。

附录

狂犬病防治技术规范

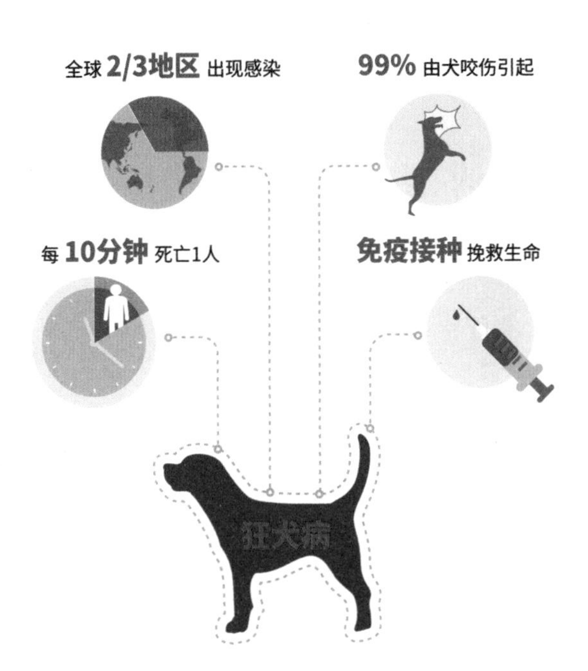

狂犬病（Rabies）是由弹状病毒科狂犬病毒属狂犬病毒引起的人兽共患烈性传染病。我国将其列为二类动物疫病。

为了预防、控制和消灭狂犬病，依据《中华人民共和国动物防疫法》和其他有关法律法规，制定本技术规范。

1　适用范围

本规范规定了动物狂犬病的诊断、监测、疫情报告、疫情处理、预防与控制。

本规范适用于中华人民共和国境内一切从事饲养、经营动物和生产、经营动物产品，以及从事动物防疫活动的单位和个人。

2　诊断

2.1　流行特点

人和温血动物对狂犬病毒都有易感性，犬科、猫科动物最易感。发病动物和带毒动物是狂犬病的主要传染源，这些动物的唾液中含有大量病毒。本病主要通过患病动物咬伤、抓伤而感染，动物亦可通过皮肤或黏膜损伤处接触发病或带毒动物的唾液感染。

本病的潜伏期一般为6个月，短的为10天，长的可达一年以上。

2.2　临床特征

特征为狂躁不安、意识紊乱，死亡率可达100%。一般分为两种类型，即狂暴型和麻痹型。

2.2.1　犬

2.2.1.1　狂暴型　可分为前驱期、兴奋期和麻痹期。

前驱期：此期约为半天到两天。病犬精神沉郁，常躲在暗处，不愿和人接近或不听呼唤，强迫牵引则咬畜主；食欲反常，喜吃异物，喉头轻度麻痹，吞咽时颈部伸展；瞳孔散大，反射机能亢进，轻度刺激即易兴奋，有时望空捕咬；性欲亢进，嗅舔自己或其他犬的性器官，唾液分泌逐渐增多，后躯软弱。

兴奋期：此期约2～4天。病犬高度兴奋，表现狂暴并常攻击人、动物，狂暴发作往往和沉郁交替出现。病犬疲劳时卧地不动，但不久又立起，表现一种特殊的斜视惶恐表情，当再次受到外界刺激时，又出现一次新的发作。狂乱攻击，自咬四肢、尾及阴部等。随病势发展，陷于意识障碍，反射紊乱，狂咬；动物显著消瘦，吠声嘶哑，眼球凹陷，散瞳或缩瞳，下颌麻痹，流涎和夹尾等。

麻痹期：约1～2天。麻痹急剧发展，下颌下垂，舌脱出口外，流涎显著，不久后躯及四肢麻痹，卧地不起，最后因呼吸中枢麻痹或衰竭而死。整个病程为6～8天，少数病例可延长到10天。

2.2.1.2　麻痹型　该型兴奋期很短或只有轻微兴奋表现即转入麻痹期。表现喉头、下颌、后躯麻痹、流涎、张口、吞咽困难和恐水等，经2～4天死亡。

2.2.2　猫

一般呈狂暴型，症状与犬相似，但病程较短，出现症状后2～4天死亡。在发病时常蜷缩在阴暗处，受刺激后攻击其他猫、动物和人。

2.2.3　其他动物

牛、羊、猪、马等动物发生狂犬病时，多表现为兴奋、性亢奋、流涎和具有攻击性，最后麻痹衰竭致死。

2.3　实验室诊断

实验室诊断可采用以下方法。

2.3.1　免疫荧光试验（见GB/T 18639）

2.3.2　小鼠和细胞培养物感染试验（见GB/T 18639）

2.3.3　反转录-聚合酶链式反应检测（RT-PCR）（见附件）

2.3.4　内基氏小体（包涵体）检查（见GB/T 18639）

2.4　结果判定

县级以上动物防疫监督机构负责动物狂犬病诊断结果的判定。

2.4.1　被发病动物咬伤或符合2.2特征的动物，判定为疑似患病动物。

2.4.2　具有2.3.3和2.3.4阳性结果之一的，判定为疑似患病动物。

2.4.3 具有2.3.1和2.3.2阳性结果之一的，判定为患病动物。

2.4.4 符合2.4.1，且具有2.3.3和2.3.4阳性结果之一的，判定为患病动物。

3 疫情报告

3.1 任何单位和个人发现有本病临床症状或检测呈阳性结果的动物，应当立即向当地动物防疫监督机构报告。

3.2 当地动物防疫监督机构接到疫情报告并确认后，按《动物疫情报告管理办法》及有关规定上报。

4 疫情处理

4.1 疑似患病动物的处理

4.1.1 发现有兴奋、狂暴、流涎、具有明显攻击性等典型症状的犬，应立即采取措施予以扑杀。

4.1.2 发现有被患狂犬病动物咬伤的动物后，畜主应立即将其隔离，限制其移动。

4.1.3 对动物防疫监督机构诊断确认的疑似患病动物，当地人民政府应立即组织相关人员对患病动物进行扑杀和无害化处理，动物防疫监督机构应做好技术指导，并按规定采样、检测，进行确诊。

4.2 确诊后疫情处理

确诊后，县级以上人民政府畜牧兽医行政管理部门应当按照以下规定划定疫点、疫区和受威胁区，并向当地卫生行政管理部门通报。当地人民政府应组织有关部门采取相应疫情处置措施。

4.2.1 疫点、疫区和受威胁区的划分

4.2.1.1 疫点

圈养动物，疫点为患病动物所在的养殖场（户）；散养动物，疫点为患病动物所在自然村（居民小区）；在流通环节，疫点为患病动物所在的有关经营、暂时饲养或存放场所。

4.2.1.2 疫区

疫点边缘向外延伸3公里所在区域。疫区划分时注意考虑当地的饲养环境和天然屏障（如河流、山脉等）。

4.2.1.3 受威胁区

疫区边缘向外延伸5公里所在区域。

4.2.2 采取的措施

4.2.2.1 疫点处理措施 扑杀患病动物和被患病动物咬伤的其他动物，并对扑杀和发病死亡的动物进行无害化处理；对所有犬、猫进行一次狂犬病紧急强化免疫，并限制其流动；对污染的用具、笼具、场所等全面消毒。

4.2.2.2 疫区处理措施 对所有犬、猫进行紧急强化免疫；对犬圈舍、用具等定期消毒；停止所有犬、猫交易。发生重大狂犬病疫情时，当地县级以上人民政府应按照《重大动物疫情应急条例》和《国家突发重大动物疫情应急预案》的要求，对疫区进行封锁，限制犬类动物活动，并采取相应的疫情扑灭措施。

4.2.2.3　受威胁区处理措施　对未免疫犬、猫进行免疫；停止所有犬、猫交易。

4.2.2.4　流行病学调查及监测　发生疫情后，动物防疫监督机构应及时组织流行病学调查和疫源追踪；每天对疫点内的易感动物进行临床观察；对疫点内患病动物接触的易感动物进行一次抽样检测。

4.2.3　疫点、疫区和受威胁区的撤销

所有患病动物被扑杀并做无害化处理后，对疫点内易感动物连续观察30天以上，没有新发病例；疫情监测为阴性；按规定对疫点、疫区进行了终末消毒。符合以上条件，由原划定机关撤销疫点、疫区和受威胁区。动物防疫监督机构要继续对该地区进行定期疫情监测。

5　预防与控制

5.1　免疫接种

5.1.1　犬的免疫　对所有犬实行强制性免疫。对幼犬按照疫苗使用说明书要求及时进行初免，以后所有的犬每年用弱毒疫苗加强免疫一次。采用其他疫苗免疫的，按疫苗说明书进行。

5.1.2 其他动物的免疫 可根据当地疫情情况，根据需要进行免疫。

5.1.3 所有的免疫犬和其他免疫动物要按规定佩带免疫标识，并发放统一的免疫证明，当地动物防疫监督部门要建立免疫档案。

5.2 疫情监测

每年对老疫区和其他重点区域的犬进行1～2次监测。采集犬的新鲜唾液，用RT-PCR方法或酶联免疫吸附试验（ELISA）进行检测。检测结果为阳性时，再采样送指定实验室进行复核确诊。

5.3 检疫

在运输或出售犬、猫前，畜主应向动物防疫监督机构申报检疫，动物防疫监督机构对检疫合格的犬、猫出具动物检疫合格证明；在运输或出售犬时，犬应具有狂犬病的免疫标识，畜主必须持有检疫合格证明。

犬、猫应从非疫区引进。引进后，应至少隔离观察30天，期间发现异常时，要及时向当地动物防疫监督机构报告。

5.4 日常防疫

养犬场要建立定期免疫、消毒、隔离等防疫制度；养犬、养猫户要注意做好圈舍的清洁卫生、并定期进行消毒，按规定及时进行狂犬病免疫。